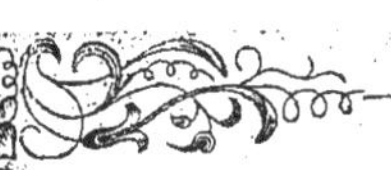

COMMENT

ON PEUT GUÉRIR

LA

PHTHISIE PULMONAIRE

PAR LE COUPPEY

Docteur en médecine.

Jamais secret occulte ou paré d'un diplôme,
Jamais présent plus beau ne fut transmis à l'homme.
BARTHÉLEMY.

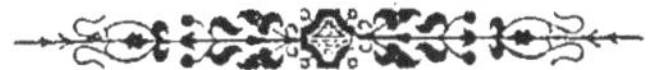

PARIS

CHEZ JULLIEN, LIBRAIRE,

QUAI DES GRANDS-AUGUSTINS, 27,

ET CHEZ L'AUTEUR, 14, RUE D'ALGER.

—

1847

Imprimerie A. Henry, rue Gît-le-Cœur, 8.
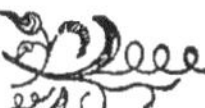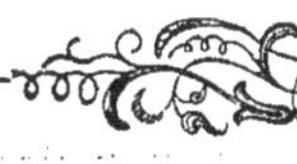

COMMENT ON PEUT GUÉRIR

LA

PHTHISIE PULMONAIRE.

COMMENT

ON PEUT GUÉRIR

LA

PHTHISIE PULMONAIRE

PAR LE COUPPEY

Docteur en médecine.

Jamais secret occulte ou paré d'un diplôme,
Jamais présent plus beau ne fut transmis à l'homme.
BARTHÉLEMY.

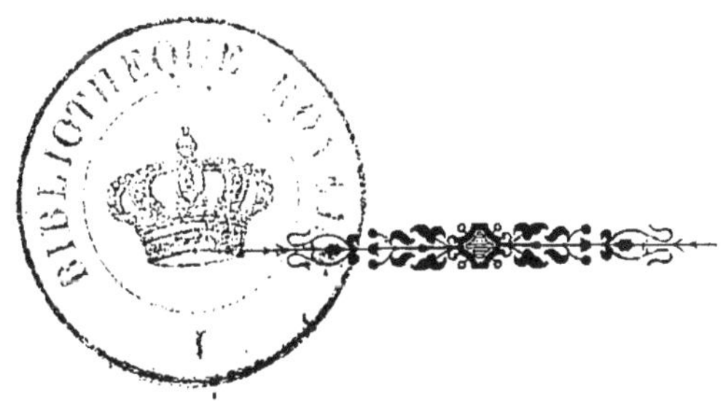

PARIS

CHEZ JULLIEN, LIBRAIRE,

QUAI DES GRANDS-AUGUSTINS, 27,

ET CHEZ L'AUTEUR, 14, RUE D'ALGER.

1847

« On a composé des volumes sur le traitement de la phthisie pulmonaire (1), et le nombre infiniment varié de méthodes et de moyens
qu'on a proposés, ne prouve que trop l'incerti-

(1) Voyez plus loin la table des principaux ouvrages
publiés sur cette matière.

tude et l'impuissance de l'art, tel qu'il a été compris et appliqué jusqu'ici (1). » Après une semblable réflexion, dont on ne saurait contester la justesse, quel est le médecin qui n'a pas eu la pensée de s'adresser à des moyens inusités en pareils cas, et de leur demander le salut des phthisiques confiés à ses soins? C'est ce qu'a fait l'auteur de cet opuscule, et de nombreuses tentatives l'ont mis à même de fixer enfin les bases d'un traitement éprouvé, d'en déduire une théorie raisonnable, et de résumer l'un et l'autre dans les quelques pages suivantes. Qu'il lui soit permis, en terminant ce

(1) *Traité de Nosographie médicale*, par J. Bouillaud, professeur de Clinique médicale à la Faculté de Médecine de Paris, etc., etc.

préambule, d'appeler l'attention des hommes graves sur une doctrine destinée à détruire un fléau dont les ravages déciment l'humanité.

Mai 1847.

LA

PHTHISIE PULMONAIRE.

Les branches de l'arbre respiratoire, appelées Poumons.
les bronches, se terminent, après s'être rami-
fiées plusieurs fois, en de petites vésicules unies
les unes aux autres par du tissu cellulaire, de
manière à former des lobules, des lobes et les
poumons eux-mêmes. Ces organes reçoivent
des nerfs, un nombre considérable de vaisseaux sanguins et lymphatiques, et sont enve-
loppés par une membrane séreuse connue sous
le nom de plèvre.

Hématose.   C'est dans les poumons que s'accomplit
l'objet principal de la respiration, l'hématose,
cette fonction merveilleuse en vertu de la-
quelle le sang qui a servi à nourrir, à stimu-
ler, à chauffer tous nos organes, augmenté de
la lymphe et du liquide réparateur, le chyle,
fourni par l'appareil digestif, reprend en quelque sorte une nouvelle vie et la faculté qu'il
avait perdue d'alimenter, d'exciter, de calori-
fier nos tissus.

L'intégrité de l'hématose et des poumons, où
elle s'exécute, est donc indispensable au jeu
normal de toutes nos parties, à leur convena-
ble nutrition, à la production régulière de la
chaleur animale.

Une multitude de causes peuvent troubler
cette si importante fonction. Il ne sera ques-
tion ici que des tubercules et des désordres
qu'ils entraînent à leur suite.

Tubercules   Les tubercules sont de petits corpuscules

vivants (1) qui se développent dans les poumons. Moléculaires à leur état naissant, doués chacun alors d'une existence propre, d'une véritable individualité, ils ne tardent pas à engendrer, par leur périphérie, des espèces de germes, de sporules qui, pour la plupart, sont retenus pendant leur évolution sur les tubercules de première formation, en accroissent le volume, et concourent à constituer des tubercules miliaires ou agrégés en masses plus ou moins considérables. Mais, si la majeure partie des germes tuberculaires restent dans le lieu de leur naissance, d'autres sont absorbés, entraînés dans le torrent de la circulation, et vont, charriés par le sang, donner l'être à ces tubercules qui, chez les phthisiques, envahis-

(1) Cette manière d'envisager les tubercules pulmonaires renverse les idées reçues en médecine; mais elle cadre parfaitement avec les faits, et elle explique logiquement comment le traitement exposé ci-après rétablit la santé, ce but final de toute étude médicale sérieuse.

sent les organes éloignés des voies respiratoires.

La vie des tubercules, comme celle de tout ce qui en est doué, ne dépasse pas certaines limites ; ces espèces d'entozoaires meurent donc après un temps plus ou moins long. La mortalité commence par le centre des myriades tuberculaires et gagne bientôt de proche en proche. Pour peu qu'on y réfléchisse, on s'apercevra qu'il n'en saurait être autrement : les monades tuberculaires du centre, nées les premières, parviennent, avant les autres, au terme de leur existence ; de plus, elles sont pour ainsi dire étouffées par celles qui les entourent et les isolent du milieu où elles puisent leur nourriture. Quoi qu'il en soit, quand les tubercules sont en agglomérations miliaires, ou en masses peu considérables, ces corps, devenus inertes, peuvent être résorbés en entier et éliminés par les divers émonctoires, qui en débarrassent nos tissus ; ou bien, ce qu'il y

a de liquide dans leur substance est seul absorbé, et le reste passe à l'état calculeux. Lorsque les tubercules sont agglomérés en masses
plus considérables, ils deviennent, après avoir
été privés de la vie, le siége d'un ramollissement qui marche du centre vers la circonfé-
rence. Leur détritus cadavérique est expulsé
par l'expectoration, et tout désordre pourrait
cesser spontanément, s'il n'était entretenu par
des tubercules vivants. Ceci n'est point une
hypothèse : à l'autopsie des cadavres des phthisiques, on trouve, indépendamment des cavi-
tés ulcéreuses (cavernes) occupées naguère par
de la matière tuberculeuse ramollie, des tubercules moins avancés, à l'état de *crudité*,
comme on dit en anatomie pathologique.

Le résultat de l'existence des tubercules Phthisie.
pulmonaires, est d'abord d'enrayer le déve-
loppement naturel des poumons, aux dépens
desquels ils s'accroissent ; de là, cette étroi-

tesse de la poitrine qu'on observe chez beau-
coup de personnes qui, dans la suite, deviennent phthisiques. Bien qu'on croie généralement le contraire, la poitrine n'est étroite
que parce que les poumons sont étriqués (1).
C'est une loi de l'organisme, que le contenant
se moule toujours exactement sur le contenu.
Dans les pleurésies avec épanchement, par
exemple, où le poumon est aplati par la séro-
sité, les côtes se dépriment lors de la résorp-
tion du liquide, si le poumon ne reprend pas
son volume normal.

Le premier effet de la présence des tubercules ne se borne pas à l'amoindrissement de la
masse pulmonaire : par leur contact, ils af-
fectent péniblement les poumons et altèrent
l'hématose ; il s'ensuit des douleurs locales

____

(1) Ce qu'on a dit des poumons tuberculeux compri-
més par les côtés, se rapporte évidemment à un état
aigu surajouté aux altérations chroniques qui sont le
propre de la phthisie pulmonaire.

qu'on ne peut, au début, rapporter raisonna-
blement à des pleurésies partielles ; des désordres dans la calorification, des troubles fonc-
tionnels dont il sera parlé à l'occasion des signes
précurseurs de la phthisie. C'est aussi à la
perturbation de l'hématose, soit dit en passant,
qu'est due cette dégénérescence spéciale de l'or-
gane sécréteur de la bile, connue sous le nom
d'état gras du foie. L'irritation que produisent
les tubercules, et dont on ne saurait se rendre
compte en continuant, ainsi qu'on l'a fait jusqu'à présent, à les considérer comme une substance inerte, provoque des congestions qui, à
leur tour, donnent lieu à l'oppression, aux
crachements de sang, aux rhumes si fréquents
dans la première phase de la maladie. Les dif-
férences qu'on peut observer en tout ceci,
dépendent en grande partie du plus ou moins
de susceptibilité des sujets; elles se présentent
dans tous les cas où des êtres vivants sont en
contact avec nos tissus : les ectozoaires ne

tourmentent pas tout le monde absolument de
même, et les vers intestinaux sont loin d'occa-
sionner des accidents identiques chez tous les
individus.

A un degré plus avancé, les tubercules dé-
terminent autour d'eux un travail élimina-
toire, d'où résultent des pneumonies partielles,
l'inflammation sécrétoire et ulcéreuse des cavernes, etc. Cette partie de leur détritus cadavérique qui, mêlé à des sporules vivantes, est
expulsé par l'expectoration, va produire des
ulcérations tuberculeuses jusque dans le la-
rynx; ce qui en est absorbé, versé dans un
sang mal hématosé, impreigne avec lui l'économie tout entière, et engendre les désordres
matériels dont le retentissement symptomato-
logique traduit la phthisie à sa dernière période.

Causes. Cette maladie si complexe ne reconnaît, en
effet, qu'une cause unique, la présence des tu-

bercules ; mais la génération première de ceux-
ci est environnée de mystères comme celle des
autres entozoaires, et tous les travaux entre-
pris à cet égard se sont bornés à l'étude des
conditions qui peuvent, dans certains cas, fa-
voriser la tuberculisation. Les unes , de nature
débilitante, facilitent directement la germina-
tion des tubercules , en diminuant la vigueur
des tissus ; les autres, de nature inflammatoire,
conduisent indirectement au même but; car,
bien que les propriétés vitales semblent ac-
crues dans les organes enflammés, il y a là
tendance au ramollissement et résistance moins
énergique aux agents étrangers à l'économie :
une artère enflammée est coupée par le fil dont
on étreindrait impunément le même vaisseau
resté à l'état physiologique.

Tout le monde connaît les désordres fonc- Signes.
tionnels dont la réunion constitue la phthisie
déclarée; mais il semble que l'on ait perdu

de vue , dans ces derniers temps , les symp-
tômes précurseurs, ceux qui peuvent être con-
sidérés pourtant comme un précieux indice
d'un commencement de tuberculisation. S'ils
ont isolément peu de valeur intrinsèque pour
établir un diagnostic irréprochable, ils n'en
doivent pas moins être pris en grande consi-
dération, et surtout tirer d'une sécurité funeste
et trop commune, dont on ne se réveille souvent que quand le mal a fait des ravages bien
difficiles à réparer. Ainsi, par exemple, quoique certains phthisiques n'aient jamais toussé,
et qu'on ait vu des personnes, en bien plus
grand nombre, tousser toute leur vie sans de-
venir poitrinaires, il n'en est pas moins vrai
qu'une toux habituelle ou seulement prolon-
gée réclame la plus sérieuse attention, de même
que les crachements de sang, l'oppression, et
en général tout ce qu'on peut remarquer d'é-
trange du côté de la poitrine. Quelquefois, et
ceci mérite d'être noté plus soigneusement en-

core, ce n'est pas l'appareil respiratoire qui est le siége des premiers phénomènes morbides appréciables ; tout y paraît à l'état normal, et cependant la calorification semble insuffisante, les malades deviennent frileux ; chez d'autres, les fonctions cérébrales ne s'exercent plus suivant leur rhythme accoutumé ; les facultés affectives surtout sont en proie à de pénibles aberrations, qui se décèlent par une irascibilité insolite, par une tristesse non motivée ; ou bien c'est de l'ennui, du découragement, une apathie insurmontable. Il n'est point de médecin attentif qui ne se rappelle avoir observé, chez des sujets devenus plus tard phthisiques, cette indolence, ces altérations d'humeur, de caractère, sur la source desquelles il est bien facile de se méprendre. Toutefois, l'exploration de la poitrine, faite convenablement, révèle bientôt la tuberculisation.

La phthisie pulmonaire, même avancée, Curabilité.

est susceptible de guérir spontanément ; les auteurs en ont parlé, et l'on voit au Musée Dupuytren la cicatrice d'une caverne assez vaste pour contenir une orange de moyenne grosseur ; mais personne n'a dit dans quelles conditions dynamiques se sont trouvés les individus sur lesquels s'est opéré ce rare prodige, et comment l'art pourrait imiter les procédés de la nature dans le travail de ces cures merveilleuses. En quoi répugnerait-il d'admettre que les animalcules tuberculaires ont été privés de la vie par quelque influence analogue à celles qui font périr soudainement des animaux d'un ordre plus élevé, et que leurs cadavres ont été éliminés par les forces de l'organisme? Les preuves évidentes de tuberculisation éteinte, quoique restées stériles jusqu'à présent, contraignent d'une manière irrésistible à conclure rigoureusement que la phthisie n'est pas fatalement mortelle, que, si elle paraît encore indomptable, c'est parce qu'on ignore généralement quelles armes, quels modificateurs lui opposer ; des modificateurs efficaces existent cependant ; il en est un surtout d'un emploi facile, infaillible, dont l'adoption va faire entrer la phthisie pulmonaire dans le cadre des affections graves, sans doute, mais point du tout au-dessus de la puissance de l'art.

L'indication mère, celle qui domine toutes les autres, nous est fournie par la nature, par l'essence de la maladie. Il faut attaquer directement les tubercules eux—mêmes, cette cause flagrante de tous les désordres morbides, les *tuer*, les réduire à zéro. On obtient ce résultat en faisant arriver jusqu'aux animalcules tuberculaires, une substance léthifère pour eux, innocente pour l'économie. La théorie de cette thérapeutique est des plus simples : on ne suit pas une autre méthode dans le traitement des affections vermineuses ; mais les vers intesti-

Traitement.

2

naux, entozoaires libres, sont expulsés par les
vermifuges, tandis que les tubercules, emprison-
nés dans les organes où ils se sont développés,
y demeurent après qu'ils ont été privés de toute
vitalité. Ceci établit une énorme différence
pratique, et complique singulièrement le pro·
blème à résoudre.

Pendant que, d'une part, on emploie le puis-
sant modificateur mentionné plus haut (1), et
cela avec une circonspection toute particulière,
pour ne pas tuer tout d'un coup des agglomérations considérables de tubercules, dont le
détritus cadavérique pourrait agir d'une manière délétère sur l'économie, avant d'avoir été

(1) C'est une préparation pharmaceutique que les malades prennent facilement, sans dégoût, et qui dispense
de l'usage des vésicatoires, des cautères, et autres
moyens douloureux dont on ne torture que trop souvent
les personnes qui souffrent de la poitrine. Il a semblé
superflu d'entrer ici dans des détails techniques de labo-
ratoire, forcément obscurs et dénués d'intérêt pour la
plupart des lecteurs. Et, d'ailleurs, un agent thérapeu—

expulsé par les forces de la vie, d'un autre côté, on favorise cette élimination par les ressources ordinaires de la médecine.

Le premier effet de cette médication, entièrement neuve dans l'espèce, est de diminuer la vitalité des tubercules, de s'opposer à leur propagation ultérieure, et de maîtriser les phénomènes morbides qu'ils occasionnent en tant qu'êtres vivants. Ainsi la toux se calme, l'oppression s'atténue, les crachements de sang cessent de se reproduire, l'hématose se bonifie, la calorification se régularise, les malades reprennent leur énergie et le caractère qui leur est propre ; en même temps, les fonctions di-

tique quelconque, et spécialement celui-ci, ne saurait rendre aucun service entre des mains inexpérimentées ; un médecin peut seul en déterminer les doses et les modifications que requièrent une multitude de circonstances trop longues à déduire. L'auteur s'empressera de communiquer à ses confrères tous les renseignements qu'ils pourraient désirer à cet égard.

gestives se rétablissent, et la diarrhée disparaît ; les sueurs sont de moins en moins abondantes et finissent par ne plus avoir lieu ; en un mot, l'équilibre semble en tout point se raffermir. Cependant, si l'on explore la poitrine, on ne trouve pas d'abord une amélioration maté-rielle aussi marquée ; ce n'est qu'à la longue, et seulement lorsque la mortification des tuber-cules a permis leur complète élimination, que l'on voit s'évanouir les signes physiques, in-contestés, de leur présence dans les poumons : la guérison est alors assurée.

Ce qu'on vient de lire n'est pas seulement l'exposé d'une théorie nouvelle, c'est, avant tout, le résumé exact d'observations rigou-reuses, irréfragables (1), dont la valeur et le

(1) Ces observations seront publiées dans un travail ultérieur, ouvrage essentiellement pratique, où l'on trou-

nombre sont déjà assez imposants, pour qu'il ne soit plus permis d'en méconnaître la portée. Si la phthisie pulmonaire s'est constamment montrée rebelle aux *médications banales*, les seules usitées jusqu'à ce jour dans cette cruelle maladie, est-ce à dire qu'elle ne puisse être guérie par l'emploi de *moyens spéciaux*, fruits tardifs de ce siècle, si fécond, du reste, en découvertes imprévues? Les faits sont là, réels, irrécusables; ils ne cessent de se multiplier, et font, en quelque sorte, entrevoir dès à présent toute l'étendue des bienfaits que cette nouvelle doctrine a mission de répandre.

vera toutes les modifications que doit subir le traitement selon l'âge, le sexe, le tempérament, etc.

FIN.

TABLE

DES PRINCIPAUX OUVRAGES

PUBLIÉS

SUR LA PHTHISIE PULMONAIRE.

BENNET (Christ.). *Tabidorum theatrum sive phthiseos, atrophiæ et hecticæ œnodochium.* Londres, 1656.

MORTON (Richard). *Phthisiologia, seu exercitationes de phthisi.* Londres, 1689.

CRAUSS (Ad. Guill.). *Diss. de phthisi, seu exulceratione pulmonum cum febre hectica.* Jena, 1700.

VEHR. *Diss. de phthisi pulmonali hæmoptoicorum.* Francfort-sur-l'Oder, 1708.

Rosen de Rosenstein (Nic.). *Diss. de dignoscenda et curanda phthisi pulmonali*. Upsal, 1740.

Roederer (J.-G.). *Diss. de catarrho phthisim mentiente*. Gottingue, 1758.

Morgagni (J.–B.). *De sedibus et causis morborum*, epist. *XXII*. 1760.

Schroeter (L.-Ph.). *Diss. de phthisi ejusque differentiis*. Rinteln, 1769.

Murray (J.-Andr.). *Progr. de phthisi pituitosa*. Gottingue, 1776.

Jeager (C.-Fr.). *Diss. corticis peruviani in phthisi pulmonali historiam et usum exhibens*. Tubingue, 1779.

Raulin (J.). *Traité de la phthisie pulmonaire*. Paris, 1782.

Reid (Th.). *Essay on the nature and cure of the phthisis pulmonalis*. Londres, 1782.

Narducci (Mariano). *Sopra il contagio della tisichezza*. Pérouse, 1785.

Rutter. *Diss. de phthisi pulmonali a tuberculis oriunda*. Edimbourg, 1786.

Salvadori (Matt.) *Del morbo tisico libri III*. Trente, 1787.

RYAN (Mich.). *An inquiry into the causes, nature and cure of the consumption of the lungs*, etc. Dublin, 1788.

STARK (W.). *On the causes, symptoms and cure of the pulmonary consumption.* Dans *Works consisting of clin. and anatom. observations*, etc. Londres, 1788.

PLOUCQUET (G.-G.). *Sciagraphia phthiseos nosologica.* Tubingue, 1789.

BEDDOES (Th.). *Essay on the causes, early signes and prevention of pulmonary consumption.* Bristol, 1789.

SALVADORI (Matt.). *Sperienze e riflessioni sul morbo tisico in conferma del nuovo sistema.* Trente, 1789.

CANELLA (Benign.). *Osservazioni e considerazioni intorno le cagioni, la natura e la cura della polmonare tisichezza.* Trente, 1789.

CRAANEN. *De tuberculis pulmonalibus phthiseos causis.* Harderwick, 1791.

PORTAL (Ant.). *Observations sur la nature et le traitement de la phthisie pulmonaire.* Paris, 1792.

WHITTE (W.). *Observations on the nature and method of cure of the phthisis pulmonalis.* Published by Alex. Hunter. York et Londres, 1792.

ZOLLIKOFER. *Diss. de phthisi tuberculosa.* Gottingue, 1792.

TERRY. *Diss. de phthisi pulmonali scrophulosa.* Leyde, 1793.

BAUMES (J.-B.-F.). *Traité de la phthisie pulmonaire.* Paris, 1798.

SUTTON (Thom.). *Considerations regarding pulmonary consumption.* Londres, 1799.

TODE. *Diss. de phthisi pulmonali.* Copenhague, 1800.

BUSCH (J.-J.). *Recherches sur la nature et le traitement de la phthisie pulmonaire.* Strasbourg, an IX.

PEARS (Ch.) *Cases of phthisis pulmonalis successfully treated upon the tonic plan.* Londres, 1801.

HEBENSTREIT. *Diss. de consumptione pulmonali ejusque prodromis et cura.* Leipzig, 1801.

GOUTTE (G. B.). *La phthisie pulmonaire est-elle contagieuse?* Thèse. Paris, an XII.

BRIEUDE (M.). *Traité de la phthisie pulmonaire.* Paris, 1803.

ONTYD (C.-G.). *Dissertation sur la phthisie pulmonaire.* Traduit du hollandais. Dans *Ann. de litt. méd. étrang.*, an. XIII, t. 1.

BONNAFOX DE MALLET. *Traité sur la nature et le traitement de la phthisie pulmonaire.* Paris, 1804.

SALMADE. *Diss. qui tend à établir que la phthisie pulmo naire n'est pas contagieuse.* Thèse. Paris, 1805.

REID (John). *A treatise on the origin, progress and treatment of consumption.* Londres, 1806.

BAYLE (Gasp.-Laur.). *Recherches sur la phthisie pulmonaire.* Paris, 1810.

— *Mémoire sur la phthisie pulmonaire.* Dans *Biblioth. médicale,* 1812, t. 37.

SOUTHEY (H.-H.). *Observations on pulmonary consumption.* Londres, 1814.

DUNCAN (And.). *Observations on the distinguishing symptoms of three different species of pulmonary consumption, the catarrhal, the apostématous, and the tuberculous.* Édimbourg, 1814.

YONG (Thom.). *A practical and historical treatise on consumption diseases, deduced from original observations and collected from authors of all ages.* Londres, 1816.

LANTHOIS. *Théorie nouvelle de la phthisie pulmonaire.* Paris, 1818.

BEAUFORT (Louis-Élie). *Considérations sur les causes et le traitement prophylactique de la phthisie pulmonaire.* Thèse. Paris, 1819.

ABERCROMBIE (J.). *Outlines of an inquiry on the patho-logy of consumptive disease.* Dans *The Edinb. med. and surg. Journ.*, janv. 1822.

BONORDEN (H.). *De phthisi pulmonali.* Berlin, 1823.

LEBLOND. *Diss. sur la phthisie bronchique.* Thèse. Paris, 1824.

HAMMERSLEY (A.). *An essay on the remote and proxi-mate causes of phthisis pulmonalis.* Philadelphie, 1825.

ANDRAL fils. *Phthisie.* Dans *Dictionnaire de médecine,* 1826.

MURRAY (James). *A diss. on the influence of heat and hu-midity,* etc. Londres, 1830.

CLARK (James). *Influence of climate in the prevention and cure of chronic diseases.* Londres, 1730.

RAYNAUD (A.-C.). *De l'affection tuberculeuse des singes, et de sa comparaison avec celle de l'homme.* Dans *Archiv. gén. de méd.* 1831.

BISSON (E.). *Mémoire sur l'emploi de l'agaric blanc con-tre les sueurs dans la phthisie pulmonaire.* Paris, 1832.

TOULMOUCHE. *De l'emploi du chlore dans le traitement de la phthisie pulmonaire.* Dans *Arch. gén. de méd.* 1833.

TROUSSEAU (Ch.). *De la forme hippocratique des doigts*

dans les tuberculeux. Dans *Journal des connaissances méd. chir*. 1834.

Huzard fils. *Rapport à M. le Préfet de police sur la pommelière, ou phthisie pulmonaire des vaches laitières de Paris et des environs*. Dans *Annales d'hygiène publique*, 1834.

Clark (James). *A treatise on tubercular phthisis, or pulmonary consumption*. Londres, 1834.

Staub (Chrétien). *Essai sur l'étiologie des tubercules pulmonaires*. Thèse. Strasbourg, 1835.

Hirtz (Matthieu-Marc). *Recherches cliniques sur quelques points de diagnostic de la phthisie pulmonaire*. Thèse. Strasbourg, 1836.

Guillot (N.). *Description des vaisseaux particuliers qui naissent dans les poumons des tuberculeux, et qui deviennent, au milieu de ces organes, les conduits d'une circulation nouvelle*. Dans *l'Expérience*, 1838.

Cerutti (Fréd.-Louis), *Collectanea quædam de phthisi pulmonum tuberculosa*. Leipzig, 1839.

Fournet (G.). *Recherches cliniques sur l'auscultation des organes respiratoires, et sur la première période de la phthisie pulmonaire*. Paris, 1839.

Hurtrel d'Arboval. *Phthisie*. Dans *Dictionnaire de médecine, de chirurgie et d'hygiène vétérinaires*. 1839.

BARTHEZ ET RILLIET. *Recherches anat.-path. sur la tuberculisation des ganglions bronchiques chez les enfants.* Dans *Arch. gén. de méd.*, 1840.

GRISOLLE (A.). *Influence de la pneumonie sur la production et la marche des tubercules pulmonaires.* Dans *Traité pratique de la pneumonie*, etc. Paris, 1841.

PIORRY (P.-A.). *Pneumophymie ou pneumonophymie (phthisie pulmonaire, tubercules pulmonaires).* Dans *Traité de médecine pratique et de pathologie iatrique ou médicale.* Paris, 1843.

LOUIS (P.-C.-A.). *Recherches anatomiques, pathologiques et thérapeutiques sur la phthisie.* Paris, 1843.

LAFORE. *Phthisie pulmonaire.* Dans *Traité des maladies particulières aux grands ruminants.* Toulouse, 1843.

BOUDET (F.). *Recherches sur la composition chimique du parenchyme pulmonaire et des tubercules dans leurs différents états.* Paris, 1844

FOURCAULT (A.). *Causes générales des maladies chroniques, spécialement de la phthisie pulmonaire, et moyens de prévenir ces affections*, etc. Paris, 1844.

BERNARDEAU (Émile). *Histoire de la phthisie pulmonaire, nouvelles recherches sur l'étiologie et sur le traitement de cette maladie.* Paris, 1845.

Boudin (J.-Ch.-M.). *Études de géologie médicale sur la phthisie pulmonaire et de la fièvre typhoïde dans leur rapport avec les localités marécageuses.* Paris, 1845.

Bouillaud (J.). *Ganglionnite lymphatique et lymphangite pulmonaire (tuberculisation pulmonaire, phthisie pulmonaire, phthisie tuberculeuse).* Dans *Traité de nosographie médicale.* Paris, 1846.

FIN DE LA TABLE.